Publicado por Adam Gilbin

@ Reynaldo Leyba

Dieta Paleo: Recetas Saludables Y Sabrosas Para Y
Una Rápida Pérdida De Peso

Todos los derechos reservados

ISBN 978-1-990666-71-1

I0558138

TABLE OF CONTENTS

Ensalada De Pollo Con Bok Choy De Inspiración Tailandesa

Ingredientes:

De la ensalada:

- 6 choy choy asados y cortados en cubitos 1/3 taza de cilantro picado 2 ½ cebollas verdes cortadas en cubitos

- 1 ¼ cucharada semillas de sésamo

- 1 ¾ taza de pollo asado picado 1/3 taza de jícama picada

Del aderezo:

- 2 ½ cucharadas jugo de lima

- 1 cucharadita miel

- 1 cucharada. aceite de sésamo

- 3 cucharadas crema de coco

- ¾ cucharada jengibre fresco picado 1 cdta. Sriracha

- 1 cucharada. salsa de soja

- ¾ cucharada salsa de pescado

Direcciones:

1. Comience mezclando Ingredientes: de la ensalada anteriores en un tazón grande. Revuelva bien.
2. Luego, vierta todos Ingredientes: del aderezo en un procesador de alimentos o una licuadora.
3. Licúa Ingredientes: hasta que estén completamente asimilados.
4. Vierta el aderezo creado sobre Ingredientes: de la ensalada y revuelva la ensalada hasta que esté cubierta.

5. Deje que la ensalada se enfríe en el refrigerador durante una hora para permitir que el aderezo se asimile bien con Ingredientes: de la ensalada. ¡Disfrutar!

Ensalada De Pollo Con Albahaca De La Huerta

Ingredientes:

- ¼ de cucharadita pimienta negra

- ¼ de cucharadita sal marina

- 2 pechugas de pollo grandes, desmenuzadas y precocidas sin piel 2 pequeñas sin hueso

- Aguacates 1/3 taza de hojas de albahaca sin tallo 2 ½ cdas. Aceite de oliva

Direcciones:

1. Comience colocando el pollo desmenuzado en su tazón para mezclar.

2. A continuación, agregue el aceite de oliva, el aguacate, la albahaca, la sal y la pimienta a una comida.

3. Procesador. Pulse Ingredientes: hasta que estén completamente suaves.

4. Agregue esta mezcla sobre el pollo desmenuzado y revuelva bien el pollo para cubrirlo.

5. Completamente. Sazone el pollo al gusto y déjelo reposar en el refrigerador.

6. Antes de servir.

Batido De Aguacate Con Cúrcuma Y Leche De Coco

Ingredientes:

- 100 g de pulpa de aguacate maduro (aproximadamente 1/2 aguacate)

- 1 cucharada de aceite de coco o aceite de aguacate

- 2 cucharadas de miel de acacia orgánica

- 1 pizca de pimienta negra

- 150 ml de leche de coco

- 1 cucharadita de cúrcuma

- 1/2 cucharadita de canela molida

- 1/4 cucharadita de vainilla en polvo

Direcciones:

1. Coloca todos Ingredientes: en una licuadora y acciona las cuchillas hasta obtener una crema suave y homogénea.

Leche De Coco Con Cúrcuma

Ingredientes:

- 1 ramita de canela o 1/2 cucharadita de canela en polvo

- 1/4 cucharadita de vainilla en polvo

- 2 cucharaditas de miel de acacia orgánica

- 1 cucharada de aceite de coco virgen

- 400 ml de leche de coco o leche de almendras sin azúcar o aditivos

- 2 cucharaditas polvo de cúrcuma

- 1/2 cucharadita de jengibre en polvo

- 4 pizcas de pimienta negra molida

Direcciones:

1. Vierte todos Ingredientes: excepto la miel y la cúrcuma en una olla pequeña y ponla a hervir, luego reduce el fuego y continua la cocción durante 12 minutos para que las especias suelten sus aromas.
2. Filtra la bebida con un colador para eliminar los residuos de las especias, añade la miel y la cúrcuma en polvo y mezclar bien.
3. Servir caliente o frío.

Batido De Proteína Paleo

Ingredientes:

- 2 cdas de gelatina en polvo.

- 2 cdas de manteca de almendra.

- 2 a 4 cubos de hielo (opcional).

- 1 cdta de jarabe de arce o miel cruda.

- 1 taza de leche de coco.

- 1 1/2 cda de polvo de cacao.

- 1 plátano.

- 1/2 taza de leche de almendra.

Direcciones:

1. Licúe todos Ingredientes: en una licuadora por 1 minuto o hasta que quede una mezcla homogénea.

a. Servir.

Pan De Banana Paleo

Ingredientes:

- 1/2 cdta de extracto de vainilla.

- 1/4 taza de nibs de cacao.

- 2 cda de leche de almendra o coco.

- 1 1/2 taza de puré de plátano (4 o 5 plátanos).

- 3/4 taza de harina de almendra.

- 1/2 cdta de canela en polvo.

- 3 cda de jarabe de arce o miel cruda.

- 1/2 taza de harina de coco.

- 4 huevos.

Direcciones:

1. Mezclar Ingredientes: secos (harina de almendra, de coco, canela).
2. En otro recipiente mezcle el extracto de vainilla, las yemas y miel. Agregue el puré de banana y vuelva mezclar.
3. Luego agregue Ingredientes: secos y mezcle bien.
4. Agregar los nibs de cacao.
5. Bata las claras a punto nieve y agréguelas a la mezcla.
6. Si la mezcla quedó muy seca agregue 1 a 2 cucharadas de leche de almendra o coco.
7. Ponga papel para horno en un molde de 8x4 pulgadas.
8. Hornear a 190 grados por 50 minutos o hasta que inserte un palillo en medio y salga limpio.
9. Deje enfriar por 20 minutos antes de retirarlo del molde.

Tomates Rellenos

Ingredientes:

- 1 morrón rojo

- 10 aceitunas

- 4 Tomates maduros

- 400 g de atún

- 2 huevos duros

Direcciones:

1. Cortar los tomates al medio y con una cuchara retirarles el centro para que queden huecos y lo más parejos posibles.
2. Picar los huevos duros.
3. Descarozar las aceitunas y cortar 4 en trozos muy pequeños. Los 4 restantes partirlas al medio reservarlas para decorar.
4. Limpiar y cortar muy finito el morrón rojo.

5. Desmenuzar el atún y volcarlo en un recipiente.

6. Añadir las aceitunas, el morrón y el huevo picado. Salpimentar a gusto.

7. También salpimentar el interior de los tomates.

8. Rellenar los mismos con la Direcciones: anterior.

9. Decorar con mayonesa y media aceituna.

Budin De Verduras

Ingredientes:

- 2 cebollas

- Perejil c/n

- Aceite c/n

- Sal c/n

- 6 huevos

- 4 tomates

- 1 zapallito

Direcciones:

1. Pelar y cortar los tomates en trozos.
2. Trocear el zapallito en cubos pequeños y reservar.

3. Cortar las cebollas en pequeños trozos y ponerlos a dorar en una cacerola.

4. Añadir los tomates y el zapallito.

5. Agregar el perejil picado.

6. Mantener la cocción a fuego moderado hasta que se evapore el líquido de la cocción.

7. Batir los huevos y mezclar con la Direcciones: anterior.

8. Colocar en una budinera y llevar a al horno hasta dorar la superficie.

Muffins De Huevo Y Vegetales

Ingredientes:

- 8 a 10 champiñones frescos, en rodajas

- 2 tazas de espinacas baby, picadas aproximadamente

- 2 dientes de ajo, picados

- Grasa de cocina

- 8 huevos, batidos

- 2 pimientos, picados

- 1 cebolla, picada

- Sal marina y pimienta negra recién molida

- Direcciones:de muffin

Direcciones:

1. Precaliente su horno a 350 F.

2. Derrita un poco de grasa para cocinar en una sartén colocada a fuego medioalto.

3. Cocine la cebolla, los pimientos y el ajo hasta que estén suaves y fragantes, aproximadamente 5 minutos.

4. Agregue los champiñones y las espinacas y cocine por otros 2 a 3 minutos. Sazone todo al gusto.

5. Bate los huevos en un tazón grande y agrega la mezcla de pimientos y espinacas.

6. Engrasa un molde para muffins y vierte la mezcla uniformemente en las tazas para muffins.

7. Coloque en el horno y hornee por 20 a 25 minutos.

Sopa De Hongos Silvestres

Ingredientes:

- 7 tazas de caldo de pollo

- 1 taza. leche de coco

- 3 cucharadas. ghee

- ¼ taza de perejil, picado

- 2 cucharadas. almidón de tapioca(Opcional)

- 1 ½ lb. de setas silvestres mezcladas, en rodajas

- 2 chalotes grandes, cortados en cubitos

- 1 cucharada. tomillo fresco

- Sal marina y pimienta recién molida

- Direcciones: de sopa de champiñones

Direcciones:

1. Derrita el ghee en una cacerola grande colocada a fuego medio.

2. Añadir los chalotes y saltear durante 3 a 4 minutos.

3. Añadir los champiñones y el tomillo y cocinar durante unos 8 minutos.

4. Añadir el caldo de pollo y dejar hervir. Baje el fuego a mediobajo y deje cocer a fuego lento durante 15 minutos.

5. Agregue la leche de coco, sazone al gusto y deje cocer a fuego lento durante otros 5 minutos.

6. Agregue el almidón de tapioca si le gustan las sopas más espesas.

7. Mezclar en el perejil picado y servir.

Batido De Cilantro, Lima Y Piña

Ingredientes:

- Agua 1/3 taza

- Zumo de lima recién exprimido 2 cucharadas

- Hielo 1 taza O agua filtrada 1/2 taza

- Guarnición: Trozos de piña fresca

- Trozos de piña fresca 2 tazas

- Col rizada grande hoja verde 1 cada uno

- Aguacate pequeño, sin hueso 1 cada uno

- Hojas de cilantro sueltas 3/4 taza

Direcciones:

1. Coloque todos los Ingredientes:, excepto la guarnición, en una licuadora de alta potencia.

2. Comience en baja y luego aumente la velocidad a alta. Mezclar hasta que esté suave.

Pancake Paleo

Ingredientes:

- 1 cucchiaio di miele

- 2 cucchiaini di cannella

- 90 g di farina di cocco

- 6 uova

- 1 barattolo di latte di cocco

- 2 cucchiaini di vaniglia

- Mezzo cucchiaio di bicarbonato di sodio

Direcciones:

1. Questa ricetta è semplice, salutare e non richiede molto tempo.

2. Tutto quello che bisogna fare è sbattere le uova fino ad ottenere un composto liquido e quindi mescolarlo con gli ingredienti.

3. Lasciate cuocere a fuoco medio.

4. Quando versate la pastella, cercate di formare pancake di piccole dimensioni.

Chips Paleo

Ingredientes:

- 2 uova

- 200 g di formaggio

- 1 melanzana grande e matura

Direcciones:

1. Frullate la melanzana in un robot da cucina e mescolate con uova e formaggio.
2. Lasciate cuocere la miscela prima su un lato a 230°C in forno preriscaldato da 10 minuti.
3. Abbassate il fuoco e capovolgete la miscela dall'altro lato.
4. Quando è pronta, tiratela fuori dal forno e tagliatela a triangoli con un tagliapizza.
5. Lasciate raffreddare prima di servire.

Salada De Frango Blta Pesto Low Carb, Sem Glúten, Paleo

Ingredientes:

- 1 abacate médio, em cubos

- 10 tomates, cortados ao meio

- 1/4 de xícara de maionese

- 2 colheres de sopa de pesto de alho

- 1 libra de frango, cozido e em cubos

- 6 fatias de bacon, crocante e crumble

- Várias folhas frescas de alface com manteiga (opcional)

Direcciones:

1. Em uma tigela grande, misture o frango, bacon, abacate, tomate, maionese e Pesto.

2. Misture delicadamente para revestir.

3. Coma exatamente como está ou empilhe em cima de folhas frescas de alface para fazer um embrulho.

Hambúrgueres Recheados Com Abacate

Ingredientes:

- 2 dentes de alhos picados

- 1/2 xícara de coentro picado

- Pimenta jalapeño ou dente de moça

- 1 colher de chá de cominho

- Sal e pimenta do reino a gosto

- 2 abacates.

- Suco de 1/2 limão

- 1 cebola bem picadinha

- 500g de carne moída

Direcciones:

1. Aqueça a grelha a uma médiaalta temperatura. Em uma tigela pequena, misture oabacate com o suco de limão, cebola e uma pitada de sal. Reserve.

2. Em uma tigela grande, misture a carne com o alho, coentro, as pimentas, cominho e sal.

3. Divida partes de carne, só que um lado ligeiramente maior que o outro.

4. Coloque uma colher de abacate no meio no lado da parte maior e dobre, aperte as bordas para moldar o hambúrguer e selar.

5. Grelhe os hambúrgueres por 5 7 minutos cada lado ou até ficar cozido ao seu gosto.

Smoothie Detox Paleo

Ingredientes:

- 1 pedacinho de gengibre.

- 1 maçã verde.

- ¼ de uma banana congelada.

- 1 xícara de água filtrada.

- 34 cubos de gelo (opcional).

- 1 Tangerina grande (mexerica ou bergamota).

- 2 xícaras de espinafre fresco.

- 1 pequeno punhado de salsa.

Direcciones:

1. Bata tudo no liquidificador, se ficar muito difícil para bater, acrescente um pouco mais

de água e mexa com uma colher (com o liquidificador desligado!).

2. Em seguida bata novamente. Sirva ainda bem gelado.

Gofres De Patata Dulce Con Sabor A Calabaza

Ingredientes:

- 1 huevo batido

- Spray para cocinar

- 1 cucharada de jarabe de arce (se puede añadir dependiendo de su gusto)

- 1 patata dulce

- 1 cucharadita de especias de calabaza

Direcciones:

1. Caliente la plancha de gofres.
2. Cubra una sartén grande con aerosol para cocinar y colóquela en una estufa a fuego medio.
3. Cocine las espirales de patata dulce en la sartén, girándolas cuidadosamente con regularidad. Cocine durante

32

aproximadamente 10 minutos o hasta que las espirales se hayan suavizado por completo.

4. Colóquelas en un bol y espolvoréelas con especias de calabaza.

5. Combine los alimentos hasta que estén cubiertos uniformemente.

6. Luego agregue el huevo batido y mezcle suavemente.

7. Asegúrese de colocar la mezcla de espirales de patata dulce en la plancha de gofres y cocine de acuerdo a su configuración.

8. Rocíe con sirope de arce, sirva y ¡disfrútelo!

Magdalenas Paleolíticas

Ingredientes:

- 1 cucharadita de polvo de hornear

- ½ taza de harina de coco

- ½ taza de frutas congeladas (se puede utilizar cualquiera de sus frutas favoritas)

- 6 huevos

- 6 cucharadas de aceite de coco

- 1 cucharadita de extracto de vainilla

- ¼ cucharadita de sal marina

Direcciones:

1. Precaliente el horno a 400 grados.
2. Combine todos Ingredientes: excepto las frutas congeladas. Mezcle bien.

3. Vierta la mezcla en los moldes y hornee durante unos 15 minutos.

4. Usted puede saber si las magdalenas estan bien cocidas si se coloca un palillo en el centro y cuando sale, está limpio.

5. Deje reposar antes de servir. ¡Disfrute!

Ensalada De Pollo Con Repollo A Base De China

Ingredientes:

- 1/3 taza de cilantro picado

- 1/3 taza de rábanos en juliana 1/3 taza de menta picada

- 1 ¾ taza de pollo picado y cocido 4 tazas de col rizada rallada 1/3 taza

- Cebolletas en juliana 1 taza de zanahoria en juliana

Del aderezo:

- 1 cucharadita miel

- 3 dientes de ajo picados

- 1 cucharadita jengibre cortado en cubitos

- 2 cucharadas. Aceite de sésamo

- 2 ¼ cucharadas vinagre de coco

- 2 ½ cucharadas aminoácidos de coco

- 1 chile chipotle cortado en cubitos

- Jugo de ½ lima

Direcciones:

1. Comience mezclando las zanahorias picadas y cortadas en juliana, el repollo, las cebolletas,

2. y rábanos. Agrega la menta, el cilantro y el pollo picado, y revuelve el

3. ensalada en un tazón grande para mezclar. A continuación, coloque la ensalada a un lado.

4. Para crear la vinagreta, comienza quitando las semillas de chile chipotle. Cubrir

5. el pimiento con agua y déjelo reposar durante treinta minutos.

6. Después de treinta minutos, agregue la pimienta al procesador de alimentos y púlsela

durante un minuto antes de agregar los demás Ingredientes: al procesador.

7. Pruebe la vinagreta y modifique las especias, por favor.

8. Vierta el aderezo sobre la ensalada creada y mezcle la ensalada para cubrirla.

9. ¡Disfrutar!

Ensalada De Pollo Al Curry Paleo De Inspiración India

Ingredientes:

- 2 cucharadas. Leche de coco

- 3 cucharadas la pasta de curry verde

- 1/3 taza de pasas doradas

- 1/3 taza de tomates secos

- 1/3 taza de almendras picadas

- 1 pechuga de pollo precocida y enfriada 3 dientes de ajo picados

- 3 cebollas verdes picadas

- Sal y pimienta para probar

Direcciones:

1. Comience desmenuzando el pollo. Colóquelo en un tazón para mezclar.
2. A continuación, agregue la leche de coco, las cebollas, el ajo y la pasta de curry. Revuelva bien,
3. asegurándose de cubrir el pollo.
4. A continuación, agregue las almendras, las pasas y los tomates secos. Revuelva bien.
5. Agregue sal y pimienta al gusto, y disfrute de la ensalada con verduras.

Agua De Coco Y Frambuesas

Ingredientes:

- 30 g de frambuesas frescas

- 2 cubitos de hielo

- Pinchos de madera

- 46 frambuesas frescas

- 200 ml de agua de coco

- Zumo de 1 limón

Direcciones:

1. Licuar las frambuesas, luego pasar por un colador para eliminar las semillas.
2. Mezclar el agua de coco con el jugo de limón y la pulpa de frambuesa.

3. Vertter el agua de coco en vasos y decorar con mini brochetas de frambuesa. Servir frío, con cubos de hielo.

Leche De Almendras Con Anís

Ingredientes:

- 1 pedazo de canela en rama

- 1 cucharada de semillas de anís

- 200 ml leche de almendras, libre de azúcar y sin aditivos

Direcciones:

1. Hacer hervir durante 2 minutos la leche de almendras con las especias.
2. Filtrar la bebida y servir caliente.

Waffles Paleo

Ingredientes:

- ¼ cdta de polvos de hornear.

- 1 ½ cda de miel cruda.

- 1 cdta de extracto de vainilla.

- 5 huevos.

- Aceite de coco.

- 1/2 taza de harina de coco.

- 1 banana en puré.

- 2 cdas puré de manzana.

Direcciones:

1. Mezcle el puré de banana, yemas de huevo, puré de manzana, miel cruda y vainilla.

2. Cernir la harina de coco en un recipiente y luego agregue polvos de hornear.

3. Bata las claras de huevo a punto nieve.

4. Agregue las claras a la Direcciones: y mezcle. Se busca una mezcla no tan espesa.

5. Cubrir la sartén de waffles con aceite de coco y agregar 1/4 taza de la mezcla en la sartén.

6. Cocinar por 4 minutos.

7. Servir con jarabe de arce y frutas frescas.

Gnocchi Sin Gluten Ni Lácteos

Ingredientes:

- 1/2 cdta de goma guar.

- 1 huevo batido.

- 3 tazas de harina de almendra.

- 1/2 kg de calabaza o batata (2 calabazas medianas aprox.).

- 1/2 cdta de sal celta.

- 1/2 taza de almidón (harina de tapioca, harina de yuca) o harina de arrurruz.

Direcciones:

1. Pelar la calabaza y remover las semillas. Luego hervirla hasta que quede blanda. También se puede hornear la calabaza con un poco de aceite de coco durante unos 40 minutos.

2. Hacer puré de calabaza y dejar que se enfríe a temperatura ambiente.

3. Mientras se enfría el puré de calabaza, en otro recipiente mezclar sal, goma guar, almidón, harina de almendra.

4. Cuando el puré de calabaza se encuentre a temperatura ambiente agregue el huevo y mezcle.

5. A esta mezcla agregue 1/2 de Ingredientes: los secos (harina de almendra, almidón, etc.) y mezcle hasta que resulte una masa firme.

6. En una superficie plana espolvoree almidón y ponga la masa.

7. Corte la masa en 3 pedazos y amase dando forma a bastones de 1,5 cm de grosor. Luego corte trocitos de 1cm de largo y dé forma a los ñoquis con un tenedor.

8. Espolvoree harina de almendra sobre un plato y ponga los ñoquis.

9. Hierva agua con una cucharada de sal valla cociendo de 5 ñoquis a la vez.

10. Cuando los ñoquis suban a la superficie, espere unos 40 segundos antes de retirarlos.

11. Sirva con una salsa de su preferencia.

Ensalada Campestre

Ingredientes:

- 3 tomates

- Aceite de oliva 4 cdas.

- 8 aceitunas verdes descarozadas

- 2 huevos duros

- 4 zanahorias

- 10 rabanitos

- 2 morrones rojos

- Sal c/n

- Pimienta c/n

Direcciones:

1. Hervir las zanahorias. Pelarlas luego y cortarlas en cubos.

2. Pelar los tomates y cortarlos en rodajas.

3. Cortar los morrones en tiras finas y los rabanitos en laminas.

4. Picar los huevos duros y las aceitunas bien chiquitos.

5. Mezclar en una ensaladera las zanahorias, los tomates, los rabanitos y los morrones.

6. Salpimentar a gusto y rociar con abundante aceite de oliva.

7. Decorar con los huevos y las aceitunas.

Revuelto De Acelga

Ingredientes:

- Manteca 6 cdas.

- Pimienta c/n

- Nuez moscada c/n

- Sal

- 1 kg de acelga

- 5 huevos

Direcciones:

1. Lavar la acelga y hervirla, si es posible al vapor, sino, de la manera más tradicional.
2. Colarla y procesarla.
3. Batir los huevos en un bowl y reservarlos.
4. derretir la manteca en una sartén y agregar la espinaca triturada.

5. Salpimentar a gusto y agregar la nuez moscada.

6. Incorporar el batido de los huevos.

7. Batir para que no se pegue hasta que adquiera una cierta consistencia.

Huevos Revueltos Con Salmón Ahumado

Ingredientes:

- 2 cucharadas. leche de coco

- Cebolletas frescas, finamente picadas

- Grasa de cocina

- 4 huevos

- 4 rebanadas de salmón ahumado, picado

- Sal marina y pimienta negra recién molida

Direcciones:

1. En un tazón, bata los huevos, la leche de coco y las cebolletas frescas. Sazone al gusto.
2. Derrita un poco de grasa para cocinar en una sartén y agregue los huevos.
3. Revuelva los huevos mientras se cocina.

4. Cuando los huevos comiencen a asentarse, agregue el salmón ahumado y cocine por 1 o 2 minutos.

5. Servir con más cebolletas espolvoreadas encima.

Albóndigas De Estilo Griego

Ingredientes:

- ¼ taza de perejil fresco. picado

- 2 cucharadas. pasta de tomate

- 1 cucharada. Orégano seco

- 1 cucharadita menta seca

- 1 ½ lbs. carne molida o cordero

- 1 huevo, batido

- 2 dientes de ajo, picados

- Sal marina y pimienta negra recién molida

Direcciones:

1. Precaliente su horno a 350 F.

2. En un tazón, combine la carne molida, el huevo, el perejil, el ajo, la pasta de tomate, el

orégano, la menta y sazone con sal y pimienta al gusto.

3. Mezclar con las manos hasta que todo esté bien combinado.

4. Forme la mezcla en albóndigas del mismo tamaño usando sus manos o una bola de helado.

5. Coloque las albóndigas en una bandeja para hornear y cocine en el horno precalentado durante 20 a 25 minutos.

Frappe De Remolacha, Pepino Y Eneldo

Ingredientes:

- Eneldo fresco picado 2 cucharadas

- Jugo de limón fresco 1 cucharada

- Hielo 3 tazas O agua filtrada 1 1/2 tazas

- Remolachas frescas pequeñas, peladas 1 cada una

- Pepinos grandes, pelados 2 cada uno

Direcciones:

1. Coloque todos los Ingredientes:, excepto la guarnición, en una licuadora de alta potencia . Empezar en bajo,

2. y luego aumente la velocidad a alta. Mezcle hasta que esté espumoso.

Batido Refrescante De Frutos Rojos

Ingredientes:

- Hojas de perejil fresco 1/4 taza, sin apretar

- Hojas de menta fresca 1/4 taza, sin apretar

- Frambuesas frescas 1/2 taza

- Fresas frescas, sin corazón 1 1/3 tazas

- Arándanos frescos 1/2 taza

- Plátano grande 1/2 cada uno

Direcciones:

1. Coloque todos los Ingredientes:, excepto la guarnición, en una licuadora de alta potencia . Empezar en bajo,

2. y luego aumente la velocidad a alta. Mezclar hasta que esté suave.

Zuppa Di Broccoli E Pinoli

Ingredientes:

- 700 ml di brodo di pollo o brodo vegetale

- 35 g di pinoli

- 1 cipolla tagliata a cubetti

- 1 cucchiaio di olio

- 450 g di broccoli

Direcciones:

1. Versate l'olio in una padella di grandi dimensioni e lasciate friggere la cipolla a fuoco medio finché non assume una sfumatura dorata.

2. Dopo aver rosolato moderatamente la cipolla, aggiungete i broccoli e il brodo. Lasciate cuocere a fuoco lento per 1015 minuti, fin quando i broccoli non diventano morbidi.

3. Mettete il tutto da parte e lasciate raffreddare per poco tempo.

4. Frullate i broccoli e il brodo con un robot da cucina o un frullatore elettrico finché non ottenete una zuppa uniforme.

5. Riscaldate prima di servire ai familiari e agli ospiti.

Arrosto Di Manzo All'italiana

Ingredientes:

- 1 cucchiaio di aglio in polvere (e un pizzico in più per condire)

- 1 cucchiaio di origano (e un pizzico in più per condire)

- 200 g di carotine fresche

- Sottofesa di manzo da 1,8 kg

- 2 cipolle grandi tagliate a fette

- 3 spicchi d'aglio tritati

Direcciones:

1. In un forno olandese, lasciate scottare l'arrosto da tutti i lati a fuoco medioalto utilizzando qualche cucchiaio di olio, fin quando la carne non diventa dorata.

2. Togliete l'arrosto dalla padella e mettetelo da parte.

3. Abbassando a fuoco medio, lasciate cuocere la cipolla e l'aglio per circa 3 minuti, fin quando non si ammorbidiscono.

4. Condite la carne con aglio in polvere e origano, quindi rimettetela nella padella.

5. Aggiungete circa 235 ml di acqua fredda, coprite e lasciate cuocere a fuoco mediobasso per circa 3 ore e mezzo.

6. Aggiungete più acqua se necessaria per creare una salsa più ricca.

7. Dopo la seconda ora, disponete le carotine intorno alla carne condendo con aglio in polvere e origano a piacere.

8. Quando la carne diventa tenera, toglietela dalla padella e mettetela su un tagliere per tagliarla.

9. Servite le carote e la cipolla cotta in una scodella a parte.

Pimenta Verde Com Limão Low Carb, Paleo

Ingredientes:

- 1 a 1/2 colher de chá de limão tempero

- 1/4 de colher de chá de flocos de pimenta vermelha esmagados

- Sal marinho e pimenta do reino, a gosto

- 1 a 1/2 libras de feijão verde fresco, limpo e aparado

- 3 colheres de sopa de manteiga (ghee ou óleo de coco)

- 2 dentes de alho picados

Direcciones:

1. Deixe ferver uma panela grande com água e sal.

2. Adicione o feijão verde à panela. Ferva por 34 minutos.

3. Escorra os grãos em uma peneira e mergulhe em um banho de água gelada para chocálos e interromper o processo de cozimento. Escorra e reserve.

4. Em uma frigideira grande, derreta a manteiga em fogo médio alto. Adicione o alho, o tempero da pimenta e a pimenta vermelha à manteiga e misture.

5. Adicione o feijão verde à panela e misture com a manteiga.

6. Refogue por mais 57 minutos ou até ficar crocante. Adicione sal marinho e pimenta do reino, se necessário.

Molho Pesto

Ingredientes:

- 1 dente de alho.

- ¼ xícara de queijo parmesão.

- 3 colheres de sopa de azeite extra virgem.

- 4 colheres de sopa de folhas de manjericão fresco.

- 1 colher de sopa de nozes ou pinolis.

- Sal a gosto.

Direcciones:

1. No pilão, triture os Ingredientes:, adicionando na seguinte ordem: alho com uma

2. pitada de sal, folhas de manjericão, nozes, queijo e, por último, misture o azeite.

3. Tempere com pimentadoreino e sirva a seguir.

4. Você não tem um pilão? Então, bata tudo no processador ou liquidificador, a textura ficará um pouco diferente.

5. Tempere com um pouco de pimentadoreino e sirva a seguir.

Ensalada De Pollo Con Cilantro Y Lima

Ingredientes:

- 2 aguacates cortados en cubitos

- Jugo de 2 limas

- 6 cebolletas picadas

- 1 taza de cilantro picado

- 3 pechugas de pollo precocidas picadas 1 col picada

- 1 pepino en rodajas

- Sal y pimienta al gusto

Direcciones:

1. Comience mezclando todos Ingredientes: anteriores en un tazón grande para mezclar.
2. ¡Disfrutar!

Ensalada De Pollo A Base De Col De Bruselas

Ingredientes:

- ½ taza de almendras picadas

- ½ taza de uvas picadas

- 1 cebolla blanca picada

- 2 pechugas de pollo precocidas picadas 2 tazas de coles de bruselas ½ manzana verde

- Aderezo Ingredientes: 1 cda. mostaza marrón 2 cdas. vinagre de sidra de manzana 1 cda.

- miel

- 1 ½ cucharada aceite de oliva

- ½ cucharadita sal marina

- ½ cucharadita pimienta negra

Direcciones:

1. Comience cortando las coles de Bruselas por la mitad. Haz esto, una vez más, con el verde.
2. Manzana antes de cortarla en trozos más pequeños, como cerillas.
3. Rebana también las uvas, junto con las almendras y la cebolla.
4. Picar el pollo y juntar todos Ingredientes: en un tazón grande.
5. Aparte, junte todos Ingredientes: del aderezo en un tazón pequeño.
6. Revuelve Ingredientes: hasta que estén suaves. Vierta esta mezcla sobre el Bruselas brotes y mezcle bien la ensalada.
7. ¡Disfrutar!

Cóctel De Sandía Y Fresas

Ingredientes:

- 1 cucharada de miel de acacia orgánica

- 1 Lima o limón

- 56 hojas de menta

- 500 g de pulpa de sandía

- 200 g de fresas

Direcciones:

1. Cortar la sandía en trozos pequeños y desechar las semillas. Lavar las fresas, quitar los pecíolos y cortar en trozos. Lavar y secar las hojas de menta. Exprimir la Lima o limón.
2. Poner en una licuadora las frutas con la miel, el jugo de lima o limón y las hojas de menta,

activar las cuchillas y continuar hasta conseguir una mezcla homogénea.

3. Verter el coctel de frutas en copas y decorar con fresa, sandía y menta. Servir frío.

Piña Colada Smoothie

Ingredientes:

- 20 gr de cáscaras de coco rallado

- 2 pedazos de piña fresca

- 250 ml de leche de coco

- 150 gr de piña fresca picada

Direcciones:

1. Cortar la piña en trozos pequeños y colocar en la licuadora con leche de coco y coco rallado, procesar durante unos segundos.
2. Servir el batido frío en vasos y adornar con trocitos de piña.

Pollo A La Naranja

Ingredientes:

- 1 kg de pollo, de preferencia pata o trozado en pequeñas porciones.

Para rebozar el pollo:

- 3 cdas de leche de coco.

- 2 huevos.

- 1 taza de almidón, o de estarcha de arrurruz, o harina de yuca, o harina de tapioca.

Para empanizar el pollo:

- 1/4 taza de harina de almendra.

- 1 cdta de sal.

- 1/2 taza de harina de coco.

- Ajo en polvo, 2 cucharaditas.

Para la salsa:

- 1/2 cdta de sal de mar, de preferencia Himalaya rosada.

- 1/4 taza de jarabe de arce o miel de abeja cruda.

- 1 cdta de aceite de sésamo o ajonjolí.

- 2 cdas de semilla de sésamo o ajonjolí tostadas.

- 1/2 cda de almidón de tapioca o yuca.

- 1 cda rallado de naranja.

- 1/2 taza de caldo de pollo.

- 1/2 taza jugo de naranja.

- 1/4 taza leche de coco.

- Freir con aceite de coco.

Direcciones:

1. Lave el pollo con agua tibia o fría, séquelo con una toalla y córtelos en trozos pequeños o alargados.

2. Mezcle el huevo, la leche de coco y 1/4 de almidón.

3. En otro recipiente mezcle Ingredientes: necesarios para empanizar el pollo.

4. Utilice la mezcla de huevo para sumergir los trozos de pollo.

5. Repita el proceso para empanizar todos los trozos de pollo.

6. Utilice otro recipiente para mezclar Ingredientes: para la salsa, excepto la estarcha o almidón. Manténgala a un lado por el momento.

7. Caliente a fuego medio 1/2 taza de aceite de coco en una sartén. El aceite debe estar caliente. Para comprobarlo ponga un trozo del

pollo en el aceite y si lo escucha chispotear la temperatura es correcta.

8. Cocine el pollo durante 3 o 4 minutos. No agregue demasiados trozos a la vez, ya que el aceite se puede enfriar.

9. Para retirar el exceso de aceite ponga el pollo sobre toallas de papel.

10. Agregue Ingredientes: de la salsa a una olla pequeña o sartén y cocine a temperatura media hasta que alcance un suave hervor. Luego baje la la temperatura al mínimo.

11. Utilice 1/4 taza de esta mezcla, póngala en otro recipiente y agregue la estarcha o almidón. Revuelva hasta disolverlo completamente. Luego agregue esta mezcla al resto de la salsa. Cocine a fuego lento hasta que la mezcla se vuelva espesa.

12. Agregue la salsa al pollo y mezcle asegurándose que todos los trozos queden cubiertos.

13. Agregar semillas de sésamo tostadas y sirva.

Costillas De Carne

Ingredientes:

- 1/2 cda de romero.

- 1 cdta de sal.

- 1 1/2 taza de salsa de tomate.

- 6 dientes de ajo picados finos.

- 1/2 taza de vinagre balsámico.

- 1/2 taza de apio picado finamente.

- 1 kg de costillas de cordero.

- 1 cda de polvo de ajo.

- 1/2 cda de paprika.

- ½ cda de pimienta.

- 1 cda de polvo de cebolla.

- 2 zanahorias rebanadas.

Direcciones:

1. Condimente las costillas con los 6 primeros Ingredientes:.
2. Ponga las costillas en una olla y agregue el resto de los Ingredientes:.
3. Cocine por unas 5 horas.
4. En caso de no contar con una olla de cocimiento lento, puede cocinarlo en una olla de hierro fundido en el horno por 5 horas a 150 grados Celsius.

Omelette De Arvejas Al Verdeo

Ingredientes:

- 3 cebolla de verdeo

- ½ limón

- 30 g manteca

- 300 g arvejas

- 5 huevos

- Sal c/n

- Pimienta c/n

Direcciones:

1. Picar y rehogar la cebolla de verdeo
2. Exprimir el limón y reservar el jugo.
3. Batir los huevos hasta que estén espumosos. Salpimentar a gusto y rociarlos con limón.

4. Derretir la manteca en una sartén y volcar el batido del huevo.

5. Mover suavemente la sartén y, al comenzar a dorarse la Direcciones:, añadir el verdeo y verter las arvejas en el centro.

6. Luego, ayudándonos con una espátula, doblamos el omelette y continuamos la cocción hasta que se encuentre bien esponjoso.

7. Ingredientes: alcanzan para dos omelettes, dividiendo o aumentando las cantidades podemos variar de proporciones,

Ensalada Agridulce

Ingredientes:

- 1 manzana verde

- 75g nueces

- Aceite de oliva 8 cdas.

- Vinagre 4 cdas.

- 3 endivias

- 2 peras

- Jugo de naranja 2 cdas.

- Pimienta c/n

- Sal c/n

Direcciones:

1. Lavar las endivias, quitarles las hojas exteriores y cortar en círculos.

2. Pelar las peras y la manzana y cortarlas en cubos.

3. Picar las nueces.

4. Mezclar esos Ingredientes: en una ensaladera.

5. Llevar a la heladera.

6. Mezclar el vinagre, el aceite, el jugo de naranja y salpimentar a gusto. Rociar la ensalada con ese aderezo y servir frio.

Bacalao Asado Al Ajo

Ingredientes:

- 1 cucharadita mostaza de Dijon

- 3 cucharadas. jamón, picado

- 2 cucharadas. jugo de limón recién exprimido

- Cuñas de limón, para adornar

- Sal marina y pimienta negra recién molida.

- 4 x 7 oz. filetes de bacalao, sin piel

- ¼ taza de ghee, ablandado

- 1 cucharada. perejil picado de hoja plana

- 2 dientes de ajo, pelados y picados

- 1 chalota, picada

Direcciones:

1. Precaliente su horno a 425 F.
2. En un tazón, combine el ghee, el perejil, el ajo, el chalote, la mostaza Dijon, el jamón, el jugo de limón y sazone con sal y pimienta al gusto.
3. Sazone los filetes de bacalao al gusto.
4. Caliente la grasa de cocción en una sartén para horno colocada a fuego medioalto.
5. Cocine los filetes de 3 a 4 minutos por lado.
6. Extienda la mezcla de ghee por igual sobre cada filete. Transfiera al horno y hornee por 5 a 10 minutos, o hasta que el pescado esté cocido.
7. Servir con gajos de limón.

Ensalada De Filete Con Aderezo De Aguacate

Ingredientes:

- 1/2 pepino, cortado en cubitos

- 1/4 taza de tomates de uva, a la mitad

- Sal marina y pimienta negra recién molida.

- Ingredientes: de aderezo de aguacate

- 2 aguacates

- 1/4 taza de cilantro

- 3 cucharadas. jugo de lima

- 1 1/2 lb. filete de hierro plano

- 10 onzas. espinacas baby

- 1 pimiento, en rodajas

- 1/2 taza de rábanos, en rodajas

- 1/4 taza de aceite de oliva

- 1/2 cucharadita. polvo de ajo

- Sal marina y pimienta negra recién molida.

Direcciones:

1. Precaliente la parrilla a medioalto.
2. Sazone el filete al gusto con sal marina y pimienta negra recién molida.
3. Asar a la parrilla de 4 a 5 minutos por lado, o hasta que estén deseados.
4. Transfiera a una tabla de cortar, deje reposar el bistec de 4 a 5 minutos, y rebane.
5. Haga el aderezo agregando todos Ingredientes: a un procesador de alimentos, sazone al gusto y mezcle hasta que quede suave.
6. En una ensaladera combine las espinacas, el pimiento, el rábano, el pepino y los tomatestirar suavemente.

7. Servir la ensalada con filete en rodajas y aderezo de aguacate rociado encima.

Batido De Jengibre Y Verduras

Ingredientes:

- Manzana verde mediana, sin corazón 2 de cada

- Agua filtrada 1 1/2 tazas

- Hielo 1 taza O agua filtrada 1/2 taza

- Sal marina al gusto

- Adorne: pequeñas flores de brócoli

- Zanahorias pequeñas, peladas 2 cada una

- Jengibre fresco rallado 1/4 de cucharadita

- Floretes pequeños de brócoli 1 taza

- Naranjas medianas, peladas 2 cada una

- Col rizada picada, sin tallos 2 tazas, sin apretar

Direcciones:

1. Coloque todos los Ingredientes:, excepto la guarnición, en una licuadora de alta potencia.

2. Comience en baja y luego aumente la velocidad a alta. Mezclar hasta que esté suave.

Chips Di Cavolo Nero

Ingredientes:

- 1 cucchiaino di pepe di Cayenna

- Spray da cucina

- Sale marino

- 2 manciate di foglie di cavolo

Direcciones:

1. Preriscaldate il forno a 175°C.

2. Disponete le foglie di cavolo su una teglia antiaderente, condite lievemente con spray da cucina e sale marino, quindi cospargete con pepe di Cayenna.

3. Lasciate cuocere in forno per 10 minuti fin quando il cavolo non diventa croccante.

Colazione All'uovo Paleo

Ingredientes:

- 57 fette di pancetta

- Una manciata di spinaci surgelati

- 2 uova

Direcciones:

1. Bollite le uova per circa 6 minuti e poi immergetele subito sotto l'acqua fredda.
2. Disponete le fette di pancetta in una padella.
3. Non avrete bisogno di nessun grasso da cucina, perché la pancetta è già abbastanza grassa di per sé.
4. Aggiungete gli spinaci surgelati (o freschi, se disponibili) dopo averli scongelati nel microonde per 23 minuti e lasciate cuocere il tutto.
5. Condite le uova con il sale e servite.

Salada De Frango Com Endro

Ingredientes:

- 3/4 de xícara de maionese, mais a gosto

- 1 colher de sopa mais 1 colher de chá de mostarda dijon

- 3 colheres de sopa de endro fresco ou 3 colheres de chá de endro seco

- Sal marinho e pimenta do reino, a gosto

- 1 quilo de peito de frango, cozido e em cubos

- 1/2 xícara de aipo em cubos, (uma costela grande)

- 1/3 xícara de cebola picada

Direcciones:

1. Em uma tigela grande, misture o frango, aipo, cebola, maionese, Dijon, endro, sal marinho e pimenta do reino. Misture até ficar bem combinado.

2. Sirva em folhas frescas de alface ou apenas cave!

Puré De Papas Al Horno Y Huevos

Ingredientes:

- 2 remolachas de tamaño mediano (hervidas)

- 4 huevos

- 1 cucharada de aderezo

- 1 patata dulce

- 1 cebolla pequeña

- 1 cucharada de AOVE (aceite de oliva virgen extra)

Direcciones:

1. Precaliente el horno a 350 grados.
2. Ralle las patatas dulces utilizando el rallador o un procesador de alimentos.
3. Es más rápido y más cómodo. Pique las cebollas.

4. Usando su sartén, caliente el aceite de oliva a fuego alto.

5. Agregue la cebolla, las patatas y el condimento Mrs. Dash. Mezcle y cocine bien Ingredientes: hasta que se vuelvan suaves y marrones.

6. Corte las remolachas para crear la corteza.

7. Con un molde para hornear de 9x9, engrase y coloque las patatas en la parte superior.

8. Crea agujeros para proporcionar espacio para sus huevos.

9. Rompa los huevos en las patatas y hornee durante unos 1520 minutos.

10. Verifique si la consistencia deseada de los huevos está bien con usted.

11. Una vez hecho esto, retire la comida del horno y sirva. ¡Disfrute!

Tortilla De Tocino Y Aguacate

Ingredientes:

- Un toque de salsa picante

- 4 huevos

- 1 cucharada de cilantro (picado)

- 1 pieza de aguacate (sin hueso)

- 2 cucharadas de cebolla roja (picada)

- 4 rebanadas de tocino

Direcciones:

1. Cocine el tocino hasta que se vuelva crujiente.
2. Mientras tanto, machaque la carne de aguacate hasta que quede suave pero no demasiado. Una pequeña textura está bien.

3. Agregue cilantro y cebolla. Una vez que el tocino esté crujiente, escurra sobre una toalla de papel. Agregue la mezcla de aguacate.

4. Bata y cocine los huevos en la sartén. Prepare una tortilla y coloque la mitad de la mezcla de aguacate en el medio. Repita lo mismo en la otra tortilla.

5. Transfiera al plato y agregue la salsa picante si lo desea. ¡Servir y disfrutar!

Ensalada De Pollo Y Manzana Inspiración Paleo

Ingredientes:

- 2 pechugas de pollo

- 1 cebolla picada

- 2 cucharadas. salvia picada

- 1 manzana picada

- ½ cucharadita pimienta de Jamaica

- 4 cucharadas aceite de coco

- 1 cucharada. miel de maple

Direcciones:

1. Comience mezclando la salvia, la manzana, el aceite de coco, la cebolla y el

2. pimienta de Jamaica en una sartén. Cocine Ingredientes: durante seis minutos, hasta que las cebollas estén

3. se volvió claro. En este momento, agregue el jarabe de arce.

4. Corta las pechugas de pollo en trozos pequeños y fáciles de comer. Añadir estos a la

5. mezcla, y cocine por diez minutos. El pollo debe quedar bien hecho.

6. ¡Sirve este picadillo de pollo con una verdura de la huerta y disfruta!

Sopa De Pollo Y Vegetales Paleo Lazy Day

Ingredientes:

- 3 hojas de laurel

- 3 ramitas de tomillo

- 7 tazas de caldo de pollo

- 4 dientes de ajo picados

- 2 cucharadas. manteca

- ½ cucharadita sal marina

- ½ cucharadita pimienta negra

- 2 tazas de pollo precocido desmenuzado 1 puerro rebanado

- 1 1/3 taza de coliflor picada 1 pimiento picado

- 4 zanahorias picadas

- 1 cebolla picada

- 3 calabacines en rodajas

- 1 taza de tomates cortados en cubitos

- 3 costillas de apio en rodajas

Direcciones:

1. Comience derritiendo el ghee en una olla grande a fuego medioalto.

2. Agrega el ajo, la cebolla, el puerro y el pollo precocido y deja que se cocinen en la grasa durante aproximadamente seis minutos. La cebolla debe estar tierna.

3. A continuación, administre las verduras restantes, el tomillo, las hojas de laurel y el caldo de pollo.

4. Permita que la mezcla hierva antes de encender el fuego a mediobajo y deje que hierva a fuego lento durante veintidós minutos. Revuelva cada pocos minutos.

5. Sazone la mezcla con la sal y la pimienta. ¡Disfruta de la sopa durante toda la temporada de invierno!

Creación De Kale Sopa De Pollo

Ingredientes:

- 2 cebollas picadas

- 2 ½ pechugas de pollo rebanadas sal y pimienta al gusto

- 30 onzas de caldo de pollo 5 zanahorias rebanadas

- 1 cabeza entera de apio en rodajas y picada 1 col rizada picada

Direcciones:

1. Comience poniendo todos Ingredientes: anteriores, excepto la col rizada, en una olla grande para sopa.

2. Cocine Ingredientes: a fuego medio durante aproximadamente cuarenta y cinco minutos.

3. En este momento, el pollo debe estar completamente cocido.

4. En este momento, desmenuce el pollo mientras está en la olla.

5. Agregue la col rizada a la sopa y sirva la sopa caliente.

6. Administrar sal y pimienta al gusto. ¡Disfrutar!

Sangría De Flor De Hibisco

Ingredientes:

- 2 naranjas orgánicas

- 1 limón orgánico

- 2 Duraznos

- 1 manzana

- 2 cucharadas de miel de acacia orgánica

- 4 sobres de flor de hibisco

- 1 l de agua

- 2 ramitas de canela

- 4 clavos de olor

Direcciones:

1. Poner el agua a hervir, apagar el fuego y colocar las bolsas de flor de hibisco, dejar infusionar durante 10 minutos, luego quitar las bolsitas de té y agregar la miel.

2. Exprimir una naranja y reservar el jugo. Lavar los melocotones, quitar los carozos y luego cortar la fruta en trozos pequeños.

3. Cortar media naranja y medio limón en pequeños cubos y la mitad restante en rodajas.

4. Pelar las manzanas, retirar el núcleo y cortar en trozos pequeños.

5. Colocar la fruta en una jarra o en un tazón grande, agregar el clavo y la canela en rama, verter el jugo de naranja y la infusión de hibisco filtrada.

6. Cubrir el tazón y refrigerar durante 68 horas. Servir la sangría de flor de hibisco fría con unos trozos de fruta.

Zumo De Granada

Ingredientes:

- 350 gr de granos de Granada

Direcciones:

1. Cortar en rodajas y quitar los granos de Granada de las membranas internas.
2. Poner los granos de Granada en un procesador de alimentos y hacer girar las cuchillas durante unos segundos.
3. Filtrar el jugo con un colador. Servir.

Pastel De Carne Con Puré De Coliflor

Ingredientes:

- 3 cda de hígado de pollo picado finamente (opcional).

- 3 zanahorias picadas.

- 2 tallos de apio picado.

- 1/4 taza de chauchas o judías verdes picadas.

- 1 cebolla picada.

- 1 taza de caldo de pollo.

- 2 cdas de salsa de tomate.

- 1 cabeza de coliflor picada.

- 1/2 kg de carne molida. Se puede utilizar pavo o pollo molido.

- 4 cdas de mantenca clarificada o aceite de coco.

- 1/4 taza de tocino picado (opcional).

- 1/2 cdta de sal de mar.

Direcciones:

1. Cocine la coliflor al vapor hasta que quede suave.
2. Ponga la coliflor en una procesadora de alimentos.
3. Agregue 2 cucharadas de aceite de coco, sal y pimienta.
4. Procese hasta que mezcla quede suave.
5. Caliente 2 cucharadas de aceite de coco en una sartén y dore las cebollas con los trozos de tocino.
6. Agregue las zanahorias, la carne y el hígado. Cocine por unos 5 minutos.
7. Agregue el caldo de pollo, sal, salsa de tomate, apio y las chauchas. Cocine por unos

8 minutos o hasta que la mitad del líquido se evapore.

8. Transfiera la Direcciones: a un recipiente mediano.

9. Agregue el puré de coliflor sobre la Direcciones: anterior.

10. Hornee a 180 grados por 1 hora o hasta que la superficie esté dorada. Deje enfriar por 10 minutos antes de servir.

Sopa De Albóndigas

Ingredientes:

- 2 zanahorias rebanadas.

- 1 1/2 cdta de sal.

- 8 tazas de caldo de pollo.

- 2 tallos de apio rebanados.

Para las albóndigas de hígado:

- 3 cdtas de ajo en polvo.

- 2 cdtas de orégano.

- 2 cdtas de cebolla en polvo.

- 1 cda de harina de almendra.

- 1 huevo.

- 1 kg de carne molida de cerdo.

- 1 cdta de sal.

- 3 trozos de hígado de pollo molido. Utilice un procesador de alimentos o píquelo fino.

- 1/2 cdta de pimienta.

Direcciones:

1. Ponga Ingredientes: para la albóndiga en un recipiente y mezcle.

2. Dé forma a las albóndigas y póngalas sobre papel manteca en un recipiente para horno.

3. Hornear a 180 grados por 15 minutos o si prefiere las puede freír en aceite de coco.

4. Cocinar las el apio y las zanahorias en el caldo de pollo por 15 min a fuego medio, agregue sal.

5. Agregue las albóndigas a la sopa y cocine a fuego medio por otros 10 min.

6. Servir. Puede utilizar una guarnición de vegetales verdes.

Ensalada De Frutas

Ingredientes:

- 2 ciruelas

- 1 durazno

- Agua mineral 100cm3

- Azúcar

- 1 manzana

- 1 pera

- 1 banana

- 3 naranjas

Direcciones:

1. Exprimir dos naranjas. Colar y reservar el jugo.
2. Pelar el resto de las frutas. Quitarle los carozos y semillas.

3. Cortar las frutas en pequeños cubitos.

4. En un recipiente o bowl de vidrio colocar el agua, el jugo y todas las frutas. Añadir el azúcar y mezclar todo.

5. Tapar y dejar reposar 30 minutos.

6. Si hace mucho calor se puede llevar a la heladera, pero la ensalada de frutas no debe estar demasiado fría.

Ensalada Cítrica

Ingredientes:

- Jugo de limón 3 cdas.

- Aceite c/n

- Sal c/n

- Vinagre c/n

- 1lechuga mantecosa

- 2 naranjas

- Perejil picado 2 cdas.

Direcciones:

1. Lavar y cortar la lechuga.
2. Salpimentarla y condimentarla con aceite y vinagre a gusto.
3. Pelar las naranjas y cortarlas en rodajas finas.

4. Servir en una fuente circular, colocando las rodajas de naranjas en el borde y, en el centro, la lechuga.

5. Espolvorear con perejil picado y rociar con jugo de limón para ensaladas.

Guarnición De Alcauciles Y Cebollas Al Vino

Ingredientes:

- 2 limones

- 50 cm3 aceite de oliva

- 2 dientes de ajos

- Perejil picado 2 cdas.

- Albahaca picada 2 cdas.

- 500 cm3 Vino blanco

- 10 corazones de alcauciles

- 6 cebollas enteras

- 1 cebolla para picar

- Sal c /n

- Pimienta c/n

Direcciones:

1. Exprimir los limones y colar el jugo. Reservar el jugo y las cascaras.

2. Picar las cebollas bien finitas y el ajo.

3. Pelar y dejar enteras las demás cebollas.

4. Cortar los corazones de alcaucil en rodajas.

5. Colocar en una cacerola loa alcauciles, la cebolla picada y el ajo.

6. Salpimentar a gusto. Añadir el jugo y la cascara de limón, las demás cebollas enteras y cubrir con el vino.

7. Llevar a fuego moderado hasta lograr el punto de ebullición.

8. Cuando las cebollas y los alcauciles estén tiernos, retirar del fuego.

9. Incorporar el aceite y regresar a fuego, pero máximo hasta que se reduzca la mitad del líquido.

10. Escurrir y colocar en la heladera durante una hora.

11. Servir rociado con aceite de oliva y espolvoreado con perejil y albahaca picados.

12. Es ideal acompañar con carnes de aves.

Ensalada De Salmón Y Bacon

Ingredientes:

- 2 filetes de salmón

- 3 rebanadas gruesas de tocino, cocidas y picadas

- 4 tazas de arugula de bebe o verde mixto

- 1 taza de tomates cherry, cortados por la mitad

- 1 cucharada. aceite de aguacate

- Sal marina y pimienta negra recién molida.

- 1 aguacate maduro, picado en trozos grandes

- 1/4 taza de vinagre de vino tinto

- 1/4 taza de aceite de oliva

- 1 diente de ajo, picado

- 2 cucharadas. cebolletas

- Sal marina y pimienta negra recién molida.

Direcciones:

1. Precaliente la parrilla a fuego medioalto.
2. Frote los filetes de salmón con aceite y sazone al gusto.
3. En un tazón, combine todos Ingredientes: para el aderezo de aguacate, sazone al gusto y revuelva hasta que esté cremoso.
4. Agregue el salmón a la parrilla y cocine por 3 a 4 minutos por lado o hasta que esté listo, luego déjelo a un lado.
5. En dos platos, agregue la rúcula, los tomates y el tocino.
6. Cortar el salmón en trozos pequeños.
7. Agregue salmón a la ensalada y sirva con el aderezo cremoso de aguacate.

Ensalada Picada Con Aderezo De Camarones Y Curry

Ingredientes:

- 1 cucharada de ghee o aceite de coco

- Sal marina y pimienta negra recién molida.

- Ingredientes: para el aliño de coco al curry.

- 1 taza de leche de coco entera

- Zumo de 1 lima

- 1 1/2 cucharadas de aminos de coco

- 1 diente de ajo pequeño, picado

- 2 cucharaditas de curry en polvo

- Pizca de pimienta de cayena, o más al gusto.

- Sal de mar a gusto

- 1 libra de camarones crudos, pelados y desvenados

- 1 manojo de col morada, tallos removidos y picados

- 68 hojas de col napa, picadas

- 1 zanahoria rallada

- 1 pimiento, cortado en cubitos

- 1 aguacate, pelado y cortado en cubitos.

- 2 mangos, picados

- 2 cebollas verdes, en rodajas finas

- 1/3 taza de cilantro fresco, picado

Direcciones:

1. Batir todos Ingredientes: para el aderezo en un tazón mediano.
2. Pruebe y ajuste el condimento si lo desea.

3. Coloque el aderezo en el refrigerador mientras prepara el resto de la ensalada.

4. En una ensaladera grande, combine la col rizada, la col, la zanahoria, el pimiento, el aguacate, el mango, la cebolla verde y el cilantro.

5. Mezcle para mezclar bien y reservar.

6. Calienta una sartén grande con aceite de coco o ghee a fuego medioalto.

7. Sazone los camarones con sal y pimienta y agregue los camarones a la sartén.

8. Cocine 1,5 2 minutos por cada lado o hasta que los camarones estén opacos en el centro.

9. Coloque los camarones superiores sobre la ensalada, rocíe con la cantidad deseada de aderezo y sirva.

Batido De Espinacas, Pasas Y Pera

Ingredientes:

- Jugo de limón fresco 2 cucharadas

- Agua filtrada 1 taza

- Hielo 2 tazas O agua filtrada 1 taza

- Guarnición: Rodajas de pera fresca

- Peras pequeñas 6 cada una

- Pasas 1 cucharada

- Espinacas tiernas 4 tazas, sin apretar

Direcciones:

1. Coloque todos los Ingredientes:, excepto la guarnición, en una licuadora de alta potencia . Empezar en bajo,

2. y luego aumente la velocidad a alta. Mezclar hasta que esté suave.

Batido De Coco Y Cereza

Ingredientes:

- Almendras crudas sin sal 2/3 taza

- Plátanos medianos 1 1/2

- Hielo 1 taza O agua filtrada 1/2 taza

- Guarnición: cerezas sin hueso partidas a la mitad

- Cerezas dulces deshuesadas 3 tazas

- Coco rallado sin azúcar 2 cucharadas

- Leche de almendras sin azúcar 1 1/2 tazas

Direcciones:

1. Coloque todos los Ingredientes:, excepto la guarnición, en una licuadora de alta potencia . Empezar en bajo,

2. Y luego aumente la velocidad a alta. Mezclar hasta que esté suave.

Zucca Acorn Arrosto

Ingredientes:

- 1 cucchiaino di semi di coriandolo in polvere

- Mezzo cucchiaino di noce moscata

- Sale marino e pepe nero in polvere a piacere

- 2 zucche Acorn

- 3 cucchiai di burro chiarificato, sego o olio di cocco

- 2 cipolle tagliate a fette sottili

- 3 spicchi d'aglio tritati

Direcciones:

1. Preriscaldate il forno a 190°C. Tagliate a metà ogni zucca, ma lasciate i semi all'interno.

2. Posizionate le due metà su una teglia e lasciate cuocere in forno per circa 50 minuti/un'ora, in modo da rendere la polpa della zucca abbastanza tenera.

3. Rimuovete la teglia dal forno e lasciate raffreddare per alcuni minuti.

4. Nel frattempo, in una padella di medie dimensioni cosparsa con grasso da cucina, fate rosolare le cipolle a fuoco medio per circa 10 minuti, fin quando non diventano quasi trasparenti e iniziano a dorarsi.

5. Aggiungete l'aglio, seguito da coriandolo, noce moscata, sale e pepe.

6. Continuate a cuocere per circa 2 minuti. Rimuovete i semi dalla zucca e metteteli via. Prendete la polpa della zucca ed eliminate la buccia, quindi schiacciate la polpa e aggiungetela alla padella.

7. Mescolate per bene e lasciate cuocere solo il tempo necessario affinché i sapori possano mescolarsi.

Pesce Lesso

Ingredientes:

- Sale aromatizzato con aglio

- Lime o limone

- Broccoli freschi o congelati

- Filetti di pesce (12 per porzione)

- Sale

- Pepe

Direcciones:

1. Innanzitutto, cercate filetti di pesce con polpa bianca: dovrebbero avere una consistenza abbastanza solida e un odore non troppo forte.

2. La soluzione migliore è chiedere al negozio di alimentari in quale giorno avviene la consegna

del pesce e regolare i propri acquisti di conseguenza.

3. Preriscaldate il forno a 175°C. Nel frattempo, mettete il pesce in una padella oliata e spremeteci sopra il lime.

4. Condite con sale, pepe e magari un pizzico di sale aromatizzato con aglio.

5. Il tempo di cottura può variare leggermente a seconda delle dimensioni dei filetti. Se utilizzate filetti freschi, lasciateli bollire per circa 1012 minuti.

6. Il modo più semplice per sapere se il pesce è pronto, è quello di usare una forchetta: se il pesce si sfalda facilmente, è pronto per essere servito.

7. Per scongelare i filetti, sono necessari circa 45 minuti nel forno a microonde. Condite con sale marino e servite.

Salada De Frango Ao Curry Abacates Recheados

Ingredientes:

- 1/3 xícara de cebola roxa em cubos

- 1/2 xícara de maionese

- suco de 1/2 limão

- 1 colher de sopa mais 1 colher de chá de pó de curry, sal marinho e pimenta do reino, a gosto

- 3 abacates grandes, cortados ao meio e sem caroço

- 1 kg de peito de frango, cozido e em cubos

- 2 costelas de aipo fatiadas

- 1/2 xícara de uvas sem sementes vermelhas, cortadas ao meio

- 1/2 xícara de caju levemente salgado

Direcciones:

1. Em uma tigela grande, misture o frango em cubos, aipo, uvas, castanha de caju e cebola vermelha.

2. Em uma tigela, misture a maionese, o suco de limão e o curry em pó. Misture até ficar bem incorporado.

3. Despeje a mistura de maionese com curry na tigela com o restante dos Ingredientes:.

4. Use uma espátula de borracha e raspe as laterais da tigela para garantir que você tire toda a maionese.

5. Misture até que todos os Ingredientes: estejam bem incorporados.

6. Polvilhe todas as 6 metades de abacate com um pouco de sal marinho e pimenta do reino.

7. Colher a mistura em montes amontoados sobre os abacates.

Cazuela De Salchicha

Ingredientes:

- 1 pimiento en cubitos

- 1/3 taza de leche de coco o leche de almendras

- 3 dientes de ajo picado

- 2 cebollas verdes en rodajas finas

- Pimienta y sal

- Aceite de coco o mantequilla para cocinar

- 1 lb de salchicha italiana

- 2 piezas de batatas en cubos

- 8 huevos

- 1 cebolla picada

Direcciones:

1. Precaliente el horno a 375 grados F.

2. Caliente el aceite en una sartén a fuego medio a fuego alto y luego añada las salchichas.

3. Desmigue las salchichas mientras se están cocinando.

4. Una vez cocidas, transfiéralas en un recipiente de tamaño grande.

5. Deje de lado.

6. Añada el ajo, el pimiento y la cebolla en la misma sartén. Cocine durante unos 45 minutos a fuego medio.

7. Póngalos en el bol con las salchichas y mezcle con las patatas dulces.

8. Vierta la mezcla en un molde para hornear.

9. En un recipiente aparte, bata los huevos, pimienta, sal y leche de almendras.

10. Vierta sobre la mezcla de patata dulce y salchichas.

11. Hornee durante unos 20 minutos. Cubra con
    las cebollas verdes. Sirva caliente.

Sopa De Tortilla De Pollo Paleo Texasliving

Ingredientes:

- 5 dientes de ajo picados

- 1 manojo de cilantro picado

- 1 cucharadita chile en polvo

- 3 cucharadas pasta de tomate

- 1 cucharadita comino

- 2 tazas de agua

- 1 cucharada. aceite de oliva

- sal y pimienta para probar

- 2 ½ pechugas de pollo sin piel, rebanadas 1 cebolla picada

- 28 onzas de tomates enlatados y cortados en cubitos 30 onzas de caldo de pollo

- 2 ¼ tazas de apio picado

- 2 ¼ tazas de zanahorias picadas

- 1 jalapeño cortado en cubitos

Direcciones:

1. Comience por verter aceite de oliva y una cuarta taza de caldo de pollo en una sopa grande aceta.

2. Agregue el ajo, el jalapeño, la cebolla, la sal y la pimienta al recipiente grande. olla sopera a fuego medioalto.

3. Cocine bien la mezcla, hasta que esté suave.

4. Luego, agregue Ingredientes: restantes a la olla grande para sopa.

5. Después de haber agregado todo, vierta suficiente agua en la mezcla para permitir que la sopa llegue al muy arriba de la olla de sopa.

6. Agrega sal y pimienta según lo necesites.

7. Luego, cubra la olla de sopa y deje que la sopa se cocine durante dos horas y quince minutos.

8. En este momento, desmenuce el pollo con su cuchara de madera, presionándolo contra el

9. lado. Cubra la mezcla con cilantro fresco para servir, si lo desea, ¡y disfrute!